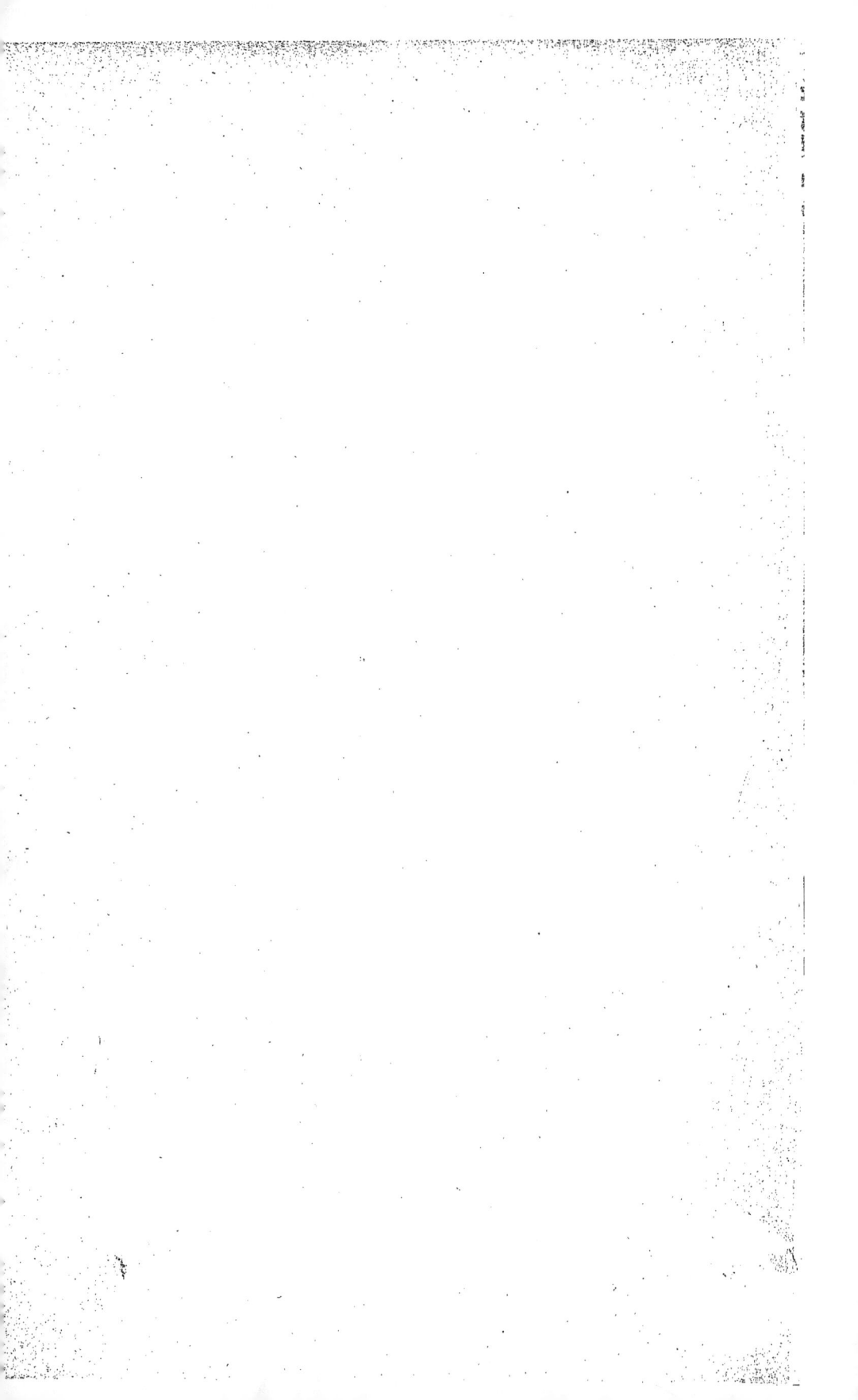

CLINIQUE DE VILLE

OBSERVATIONS

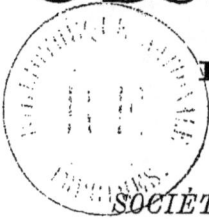

LUES EN 1892

A LA

SOCIÉTÉ MÉDICALE DE L'ÉLYSÉE

PAR LE

Dr L. LE PILEUR

Secrétaire Général
Médecin de Saint-Lazare

CLERMONT (OISE)

IMPRIMERIE DAIX FRÈRES

3, PLACE SAINT-ANDRÉ, 3

—

1892

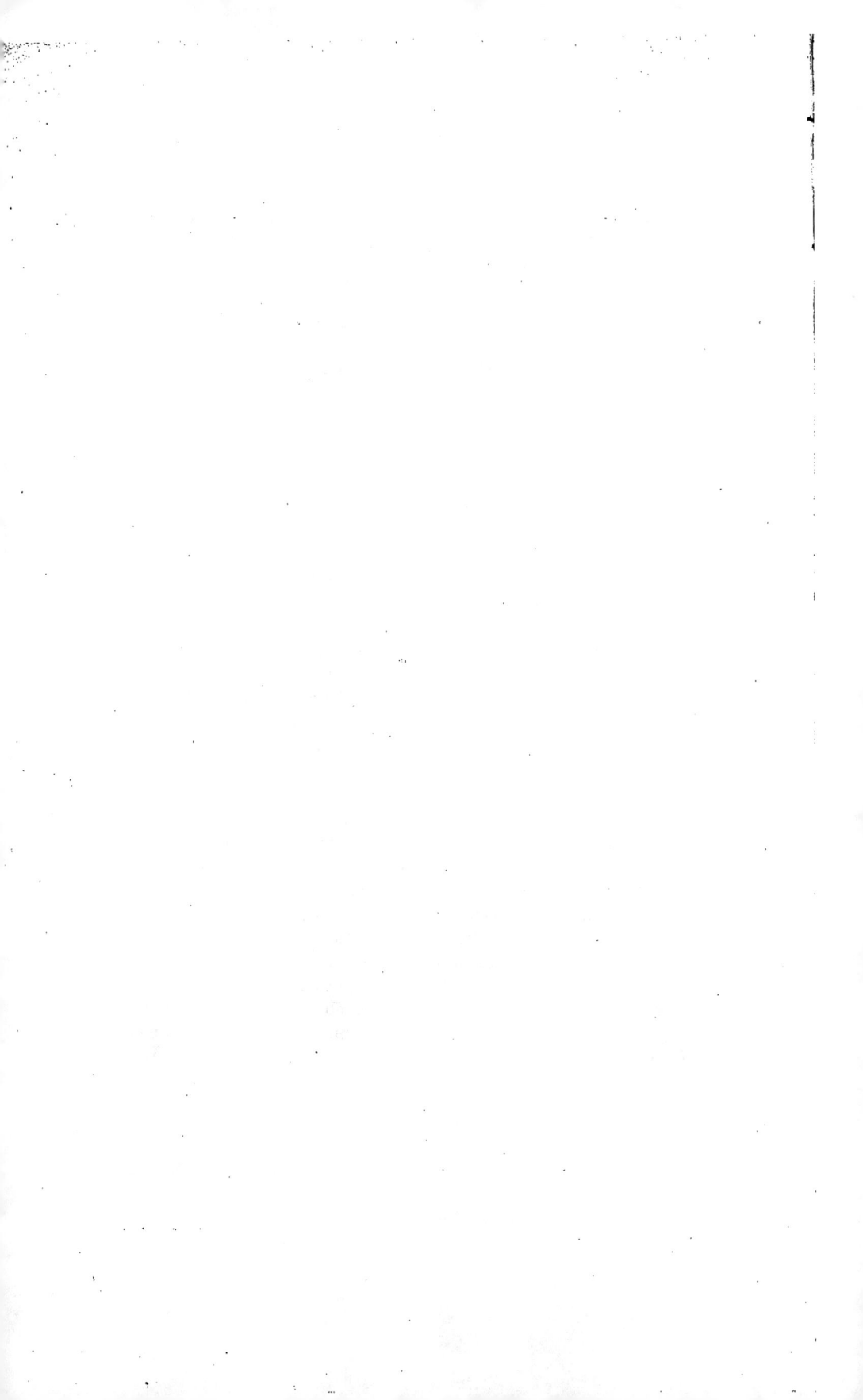

LÉSIONS DES MUQUEUSES DE LA BOUCHE

ENTRETENUES PAR DES

DENTS SAINES

DE LEUR TRAITEMENT

Tout le monde sait que des couronnes cariées et à moitié détrui-
tes, que ce qu'on nomme vulgairement *des chicots*, peuvent déterminer sur la face interne des lèvres ou des joues, aussi bien que
sur les bords de la langue, des petites lésions qui, n'ayant d'abord
que l'aspect blanchâtre d'une muqueuse macérée, arrivent souvent
à l'érosion et constituent bientôt de véritables petits ulcères résis-
tant à tous les traitements. Cependant leur guérison s'obtient facilement par un coup de meule ou par l'extraction de la cause irri-
tante.

Ce qu'on sait moins, ce qu'en tout cas je n'ai vu relaté nulle
part, c'est que des lésions identiques à celles dont je viens de parler, peuvent être déterminées par des dents, parfaitement saines,
mais présentant une légère saillie sur l'ensemble des dents, sur l'arcade dentaire. Ceci arrivera après qu'un processus inflammatoire,
aphthe ou brûlure ou autre cause déterminant une hypertrophie des
muqueuses, aura, pendant quelques jours, mis ces muqueuses dans
un contact plus immédiat avec les dents.

La lésion une fois produite, le diagnostic devient souvent difficile, comme on peut en juger par les observations suivantes :

Trois cas, d'origine différente et typiques chacun dans son genre, se sont présentés à mon observation depuis une quinzaine d'an-
nées. Or, ce sont précisément les erreurs de diagnostic auxquelles
ils ont donné lieu et la rapidité de la guérison, une fois la cause
du mal reconnue, qui m'ont engagé à les publier.

Obs. I. — Madame X., 33 ans, me fait demander en 1876. Je trouve
cette dame au désespoir. Un chirurgien lui avait conseillé la veille
de faire enlever le plus tôt possible un morceau en V de la lèvre

inférieure servant de base à une ulcération saillante du diamètre d'un gros pois, à bords durs, à fond déchiqueté, parsemé de points rouges et d'une sensibilité extrême. — La déformation qui devait résulter de cette opération faisait, on le conçoit, hésiter cette dame qui, dans l'espoir d'avoir un avis contraire, avait désiré me consulter.

Tout d'abord il me fut impossible de constater la présence d'un ganglion satellite et la nature cancroïdienne de la lésion commença à me paraître douteuse. J'appris, en outre, que ce bobo datait d'un mois et avait débuté par un gros aphthe que la malade avait mâchonné et mordu jusqu'à l'arracher avec ses dents. Celles-ci étaient absolument intactes ; mais en faisant fermer la bouche et en abaissant avec les doigts la lèvre inférieure on remarquait que la dernière incisive droite inférieure faisait sur la canine voisine une légère saillie et que son angle externe *très aigu, très tranchant,* venait justement se placer dans le centre de l'ulcération qui lui servait pour ainsi dire d'écrin.

Mon parti fut pris de suite. J'adressai la malade à mon ami le Dʳ Pietkiewicz, pour qu'il voulût bien faire à la canine et à l'incisive coupables une petite cuirasse protectrice en gutta. L'appareil, très habilement fait, ne présentant aucun angle, aucune saillie qui pût déterminer à son tour d'autres lésions, fut porté jour et nuit, et une semaine s'était à peine écoulée que ce bobo, cette ulcération qui, pour un peu allait provoquer une opération sanglante, avait absolument disparu ; cela sans cautérisation et même sans topique d'aucune sorte.

Depuis ce temps, quelques cas analogues se sont présentés à mon observation ; mais comme ils ne seraient que la répétition du premier, je ne les cite que pour mémoire.

Il n'en est pas de même du suivant :

Obs. II. — Monsieur X., artiste peintre, 50 ans, vient me trouver en avril 1891. C'est un ancien syphilitique, fumeur de pipe invétéré, le tuyau de sa pipe de terre porte toujours sur la commissure gauche, les dents de devant sont mauvaises ou absentes et c'est entre les canines et les prémolaires saines qu'il tient sa pipe. La face interne de la joue gauche près de la commissure, le bord de la commissure et une petite surface de la lèvre inférieure sont recouverts par une plaque blanchâtre d'apparence leucoplasique à saillies transversales, à sillons ulcérés se réunissant dans une anfractuosité centrale. La lésion dépasse la dimension d'une pièce de cinquante centimes ; elle est de forme irrégulière, il existe une induration vague, mais peu ou pas de sensibilité. Instinctivement, et tout en causant, le malade mordille sa joue.

M. X. me raconte qu'il s'est brûlé avec un cigare, il y a trois mois et que depuis ce temps le mal n'a été qu'en augmentant. Depuis six semaines, M. X. prend six grammes d'iodure, on l'a cautérisé à la teinture d'iode, au fer rouge; enfin, on lui a conseillé il y a quelques jours un raclage énergique. Les diagnostics entre lesquels on a hésité sont : syphilide tertiaire ou leucoplasie.

L'inspection de la cavité buccale ne fait découvrir aucun autre accident semblable et les dents, qui sont généralement mauvaises, sont saines dans le voisinage de la lésion. En faisant fermer les mâchoires on place facilement, dans les interstices des dents, les saillies observées sur la plaque leucoplasiforme ; de plus, il est facile de voir que le sommet de la prémolaire inférieure entre dans la plaie.

Je suspends tout traitement et surtout les cautérisations. Je permets l'usage du tabac dont le malade déclare ne pouvoir se priver, mais je le prescris en cigarettes tenues par un bout d'ambre et je proscris momentanément la pipe. J'essaie ensuite d'un recouvrement en cire à modeler, mais il se détache continuellement et la nuit surtout on ne peut le maintenir en place. Alors j'ai recours de nouveau à la cuirasse en gutta.

Dans ce cas la guérison fut plus longue ; il fallut un mois pour que tout rentrât dans l'ordre, mais si l'on tient compte des désordres causés par les cautérisations, d'une résistance plus grande présentée par des tissus, en partie cicatriciels, on aura moins lieu d'être surpris.

Le dernier cas que je vais rapporter n'offrait pas, comme les précédents, de difficulté diagnostique, mais, en revanche, le traitement rationnel avait subi un échec désespérant.

Obs. III. — Madame X., 25 ans, était soignée par moi depuis le mois de septembre 1891 pour une syphilis datant du mois de mai. Entre autres accidents importants auxquels j'avais eu affaire, la cavité buccale était le siège de syphilides particulièrement rebelles : amygdales, voile du palais, commissures labiales, face dorsale et bords de la langue. Vers la fin d'octobre presque toutes ces lésions étaient guéries ; il ne restait plus qu'une petite ulcération au bord droit de la langue, vers la partie moyenne. Des cautérisations au crayon de nitrate d'argent, énergiques ou faibles, n'avaient produit aucun résultat. Bien au contraire, il semblait que ce moyen aggravât le mal; en effet, l'ulcération devenait plus creuse et d'un plus vilain aspect à chaque séance. J'avais mainte fois examiné les dents, qui étaient merveilleusement rangées et .intactes, quand, y revenant une dernière fois et passant le doigt sur la grosse molaire correspondant à la lésion linguale, je sentis un tubercule, petit, mais saillant, et d'autant plus aigu qu'il était plus petit. A tout hasard, je fis faire une petite cuirasse protectrice. La malade, que sa plaie de la langue gênait beaucoup en parlant, supporta facilement l'appareil et, huit jours après, l'anfractuosité, si rebelle, était plus qu'aux trois quarts comblée, si bien qu'elle ne tarda pas à disparaître. Or, pendant ce temps *j'avais continué les attouchements au nitrate d'argent*.

Ainsi donc, voilà trois observations dans lesquelles des dents, absolument saines, ont été, pour les deux premiers cas, une cause d'erreur de diagnostic et, pour le troisième, une entrave sérieuse au traitement. Si, à première vue, on est tenté d'incriminer les cautérisations dans les observations II et III, on ne peut conserver cette opinion en présence du fait de l'observation I, où aucun caustique n'a été employé, et de l'observation III, où l'usage de la pierre infernale a été continué.

Je pense donc être en droit de conclure ainsi :

1º Une lésion quelconque des muqueuses buccales ou linguales, située en un point où ces muqueuses sont en contact avec les dents, détermine un processus inflammatoire dont le premier résultat est une hypertrophie de ces muqueuses. Cette hypertrophie augmentant l'intimité du contact avec des dents *même saines*, mais présentant les unes sur les autres ou sur leur couronne une légère saillie, cette saillie peut devenir une cause irritative secondaire, plus grave que la primitive, et changer considérablement l'aspect de la lésion première.

2º Toute intervention chirurgicale ou autre, opération ou même simplement cautérisation, doit être retardée jusqu'après l'emploi du moyen suivant :

3º La meule, la lime ne pouvant être employées dans ces cas, le mieux est d'avoir recours au petit appareil protecteur en gutta, à la petite cuirasse dont je viens de parler.

M. Balzer a employé dans la stomatite mercurielle un moyen très analogue ; une malade de Lourcine avait une joue très tuméfiée, les frottements contre les dents avaient déterminé des ulcérations graves. On fit des injections boriquées et naphtolées, puis on fit l'isolement avec du coton hydrophile. Dès que le contact fut supprimé, les ulcérations furent détergées, et dès le premier jour, il y eut une grande amélioration.

M. Le Pileur est heureux de l'appui que M. Balzer vient apporter à son observation, mais il fait remarquer que le pansement ouaté n'est pas commode à appliquer sur la langue.

M. Hallopeau, président, dit qu'il est classique de rechercher si les dents ne sont pas malades. Mais ce qui est plus intéressant, c'est de voir des dents saines coupables dans certains faits analogues à ceux que vient de rapporter M. Le Pileur.

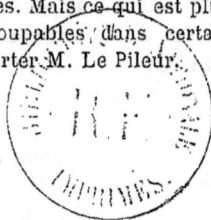

PÉRIOSTITE DE L'HUMÉRUS

DANS LE PREMIER MOIS DE LA VIE

Eruption très étendue de folliculite.— Gingivite suppurée et expulsion d'une incisive inférieure.— Pneumonie infectieuse. Guérison.

Le 11 novembre 1891 j'accouchais Madame X... d'un garçon bien conformé et en parfait état. Accouchement naturel et rapide. Madame X..., que j'avais vue pendant sa grossesse, avait 22 ans. Elle avait eu un premier enfant à 18 ans, sa santé était florissante.

Cependant c'est une arthritique et elle est sujette à des dyspepsies d'une violence extrême.

L'accouchée désirait nourrir, mais malgré un bon début, la quantité de lait diminuant de jour en jour et l'enfant commençant à pâtir, j'imposai une nourrice, ce qui fut fait le 30 novembre, dix-neuf jours après la naissance.

Le 3 décembre, je suis appelé en toute hâte auprès du nouveauné, on me montre son bras droit et à l'extrémité inférieure de l'humérus je constate un gonflement considérable, pas de rougeur, mais impossibilité pour l'enfant d'étendre le membre sans une vive douleur.

Ma première pensée fut pour une luxation causée par un mouvement brusque soit en prenant, soit en habillant l'enfant. L'examen de la région me convainquit bien vite du contraire et je fus obligé de reconnaître que j'allais avoir affaire à un abcès profond, probablement sous périosté. Le lendemain, une rougeur limitée et un empâtement considérable me donnent raison ; deux jours après mon confrère, M. Coudray confirmait ce diagnostic et par une large incision donnait, le 5 décembre, issue à un flot de pus. A l'aide du stylet il fut facile de percevoir l'absence du périoste et la mise à nu de l'humérus. L'articulation paraissait et était effectivement saine, mais le foyer remontait très haut, deux drains en tuyaux d'orgues furent placés et la réparation se fit avec une étonnante

rapidité. Le 14 décembre, six jours après cette opération qui, bien
entendu, avait été entourée des précautions les plus minutieuses,
la nourrice me montra sur une fesse de l'enfant un petit point rouge
analogue à celui par lequel débute un furoncle. Le lendemain
l'enfant criait au moindre contact et la lésion de la fesse s'était
considérablement étendue en largeur. Le sommet n'était pas acu-
miné comme dans un furoncle, mais méniscoïde et d'un rouge
foncé. Le 16 une légère ponction donnait issue à une cuillerée
à café de pus louable. Pour en finir de suite avec ce genre d'accident je dirai que, du 16 décembre au 10 janvier, j'ouvris à mon
petit malade plus de soixante abcès entre la ceinture et l'extrémité
des pieds, car il en eut aux talons et sur les cous-de-pied ; je dis
soixante parce que au-dessus de ce nombre je ne comptai plus. Il y
avait des séances où j'en ouvrais cinq ou six. L'incision, une véritable ponction suffisante pour donner issue au pus, était immédia-
tement recouverte d'ouate trempée dans l'eau boriquée, les jam-
bes, les cuisses et l'abdomen étaient enveloppés d'ouate de façon
à empêcher tout contact avec le pus. Du reste, l'incision se refer-
mait en deux ou trois jours au plus et sauf pour deux ou trois
foyers importants, le pus ne s'y reformait pas ; la guérison se
faisait, on peut le dire par première intention. La quantité de pus
évacuée variait entre une cuillerée à café et un noyau de cerise.

Malgré cette suppuration énorme, malgré cet état pathologique
qui faisait ressembler les membres inférieurs à des bâtons noueux,
la santé du petit malade ne périclitait pas, il tétait bien et dor-
mait de même, augmentait faiblement, mais augmentait de poids,
ses couches étaient bonnes, les urines ne contenaient ni albumine
ni sucre. Il prenait tous les jours avec plaisir un bain tiède d'eau
bouillie boriquée.

Entre temps, le 21 décembre, on était venu me chercher un soir
parce que l'enfant ne pouvait plus téter. Effectivement à peine le
pauvre petit avait-il pris le sein devant moi qu'il retirait vivement
sa tête, avalait sa gorgée, poussait un cri aigu et ainsi chaque fois
qu'il recommençait, ce qui était fréquent, car il était vorace et
affamé par ces tétées incomplètes. Le sein de la nourrice n'offrait
rien d'anormal ,son lait était abondant et excellent. C'était dans la
bouche de l'enfant que gisait tout le mal. Sur le bord gingival du
maxillaire inférieur, au niveau de la symphyse, je vis un petit gonflement très douloureux au toucher, de consistance un peu molle
et en tout semblable aux accidents que je soignais depuis le 14
décembre. Seulement le siège de la lésion la rendait bien plus
grave, l'alimentation de l'enfant était compromise, la nourrice pleu-
rait et craignait de perdre ou son lait ou son nourrisson. Pour moi,

je l'avoue, je croyais à une deuxième édition de ce que nous avions observé à l'humérus et une périostite du maxillaire inférieur ne me faisait présager rien de bon. Bref j'étais dans une de ces situations où on aimerait bien à passer la main. Trois jours après, ouverture spontanée du petit abcès et M. Coudray, en passant la pulpe du doigt sur l'arcade, sentit et me fit sentir une petite saillie fine comme une aiguille assez résistante et très dure, mais qui, le lendemain et le surlendemain, me sembla mobile et que nous prîmes le premier jour pour un séquestre. Ce séquestre était simplement une incisive qui, privée par la suppuration de son chapeau de dentine, s'était vue propulsée de son alvéole par le travail inflammatoire produit autour d'elle. C'est du moins l'explication extrêmement claire que M. Pietkiewicz nous a donnée de ce curieux et rare accident.

Chose à remarquer, cette dent qui poussait à vue d'œil ne gênait presque plus l'enfant, beaucoup moins en tout cas que n'avait fait son abcès. Sa mobilité l'empêchait d'érailler les bouts de sein de la nourrice. Enfin, le 5 janvier, après quelques tentatives faites les jours précédents, tentatives que je n'avais pas voulu pousser trop loin de peur d'une hémorrhagie, je cueillais cette petite dent sans une goutte de sang. Comme signe particulier elle avait le blanc mat qu'on observe dans les dents encore intra-alvéolaires sur un cadavre. Cette coloration provenait de ce que son émail était à peine formé.

Comme je l'ai dit plus haut, jusqu'au 10 janvier j'eus encore à intervenir pour des accidents semblables aux premiers, mais sans plus de gravité ; toutefois, l'épisode que je viens de relater ne devait pas être le dernier.

En effet, le 14 janvier l'enfant était pris d'une fièvre intense et le lendemain les deux poumons étaient atteints. Je n'insisterai pas sur cette dernière phase qui, en somme, ne présenta rien de plus particulier que ce que nous avons l'habitude d'observer dans une pneumonie double ; ni les cataplasmes sinapisés, ni deux petits vésicatoires, ni l'alcool que je ne ménageai pas au petit malade ne parurent d'abord produire d'effet, la dyspnée était intense et j'appelai notre excellent confrère et maître M. J. Simon qui voulut bien confirmer tout ce que j'avais fait et me conseilla d'espérer. Effectivement 24 heures plus tard, ceci se passait le 20 janvier, les phénomènes s'amendaient et tout, petit à petit, rentrait dans l'ordre.

Le 30 janvier je faisais ma dernière visite. — Aujourd'hui l'enfant a onze mois, se porte à merveille et a dix dents, mais l'incisive inférieure manque, bien entendu, et manquera probablement toujours.

On comprendra facilement que l'étiologie d'un cas semblable m'ait vivement intrigué. Tout d'abord aucun antécédent spécifique chez les parents. Le père, 26 ans, a une bonne santé, il a eu jusqu'à 18 ans une acné pustuleuse de la face. La mère, ainsi que je l'ai dit plus haut, se portait bien, toutes les précautions d'antisepsie avaient été prises avant, pendant et après l'accouchement ; mais à force d'interroger, la mère finit par m'apprendre que pendant sa grossesse elle avait eu d'assez gros boutons à la vulve *qu'ils crevaient* et *passaient très vite* et qu'en ce moment même, c'était à la fin de décembre, il lui en revenait. Aucun doute à avoir, madame X... était atteinte de folliculite en tout semblable aux accidents que présentait le bébé ; celui-ci avait dû être infecté, *in utero* peut-être, par la migration du microbe pathogène ou, après sa naissance, par les mains de sa mère pendant le temps qu'elle l'avait nourri. Je pencherais plutôt pour la première supposition à cause du début des accidents chez l'enfant, à cause de cette périostite de l'humérus qui excluait toute idée de contage par les mains.

Quant à la pneumonie, étant donnés les soins intelligents et dévoués qu'on prenait de l'enfant, la température constante dans laquelle il vivait, l'impossibilité absolue de trouver une cause de refroidissement, je pense qu'on ne peut voir là qu'un accident microbien dans lequel les éléments pathogènes se sont propagés de la cavité buccale aux voies respiratoires.

M. HALLOPEAU, a propos de l'infection causée par le pus, cite le fait suivant : une jeune femme accouche d'une façon tout à fait normale ; la femme de chambre est atteinte le lendemain d'un abcès de la région sacrée ; quelques jours après, la nourrice de l'enfant est malade, on la change aussitôt, mais l'enfant a des abcès aux poignets, puis un abcès rétro-pharyngien, et succombe. Pas de syphilis. M. Hallopeau croit à la contamination, par la femme de chambre, de la nourrice d'abord, puis de l'enfant. Ce fait, rapproché du précédent, montre qu'il existe chez l'enfant une disposition spéciale et tout à fait exceptionnelle à faire du pus. Il faut aussi remarquer le siège de l'abcès, car s'il ne s'était pas agi d'abcès pharyngien, l'enfant eût sans doute guéri.

M. QUÉNU admet qu'il y a quelque chose de spécial en effet chez l'enfant, mais néanmoins, chez l'adulte on a décrit des *abcès soudains*, à suppuration rapide et considérable, à fétidité extrême. Il cite le cas d'un infirmier qui en 24 ou 36 heures, fit un litre de pus, sans réaction phlegmoneuse, — une véritable diapédèse,—les abcès successivement incisés guérisaient rapidement.

Cette forme de pyohémie ne semble pas exceptionnelle chez l'enfant, et elle comporte presque toujours un pronostic favorable.

M. Quénu cite en particulier deux autres cas : dans l'un, en l'espace d'une semaine, il y eut une vingtaine d'abcès, qui guérirent sans phénomènes graves ; dans un autre, observé avec le Dr Hutinel, l'abcès se montra d'abord au niveau des bourses, puis au cou, à l'omoplate, un peu partout, et la guérison eut lieu. Il semblerait que l'enfant fabrique du pus avec une facilité étonnante.

M. CARRON DE LA CARRIÈRE. — M. Le Pileur montre bien la filiation des faits, mais souvent il est très difficile de savoir quelle est l'étiologie et il arrive parfois que ce qu'on prend pour des abcès ne sont que des gommes.

M. PLATEAU. — M. Le Pileur attribue la pneumonie à l'infection, il est alors bien extraordinaire que cette pneumonie ait pu guérir.

M. LE PILEUR répond à M. Carron de la Carrière que dans les cas cités par lui il ne pouvait être un instant question de gommes ; si on peut faire cette erreur au premier abord, le doute n'est plus permis après l'ouverture de la collection. Enfin en dehors des signes objectifs il en est d'autres, tels que l'état général du sujet, etc., qui empêchent toute hésitation, on ne peut davantage confondre ces accidents avec du tubercule.

A M. Plateau, il dit qu'il n'a pas mis une affirmation absolue dans l'étiologie de la pneumonie. L'enfant était parfaitement soigné, il était donc difficile d'attribuer la pneumonie à un refroidissement : d'autre part, la soudaineté de l'affection et l'allure de la maladie elle-même lui ont fait porter ce diagnostic dans lequel il persiste, pour sa part.

Enfin, répondant à M. Quénu, M. Le Pileur dit qu'il a vu un cas analogue à celui de l'infirmier cité plus haut. C'était une cuisinière morphinomane arrêtée pour vol et mise à Saint-Lazare il y eut une centaine d'abcès et une quantité considérable de pus, mais il n'a pas songé à comparer ce fait avec celui de l'enfant dont il vient de parler, les piqûres malpropres étant la cause la plus ordinaire de l'infection chez les morphinomanes.

M. BLACHE est d'avis qu'on ne peut guère avoir de doute au sujet des gommes.

M. HALLOPEAU a pu diagnostiquer la morphinomanie d'après un cas d'abcès multiples.

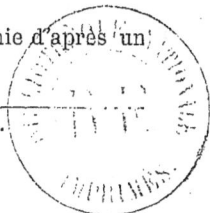

Clermont (Oise). — Imprimerie Daix frères.

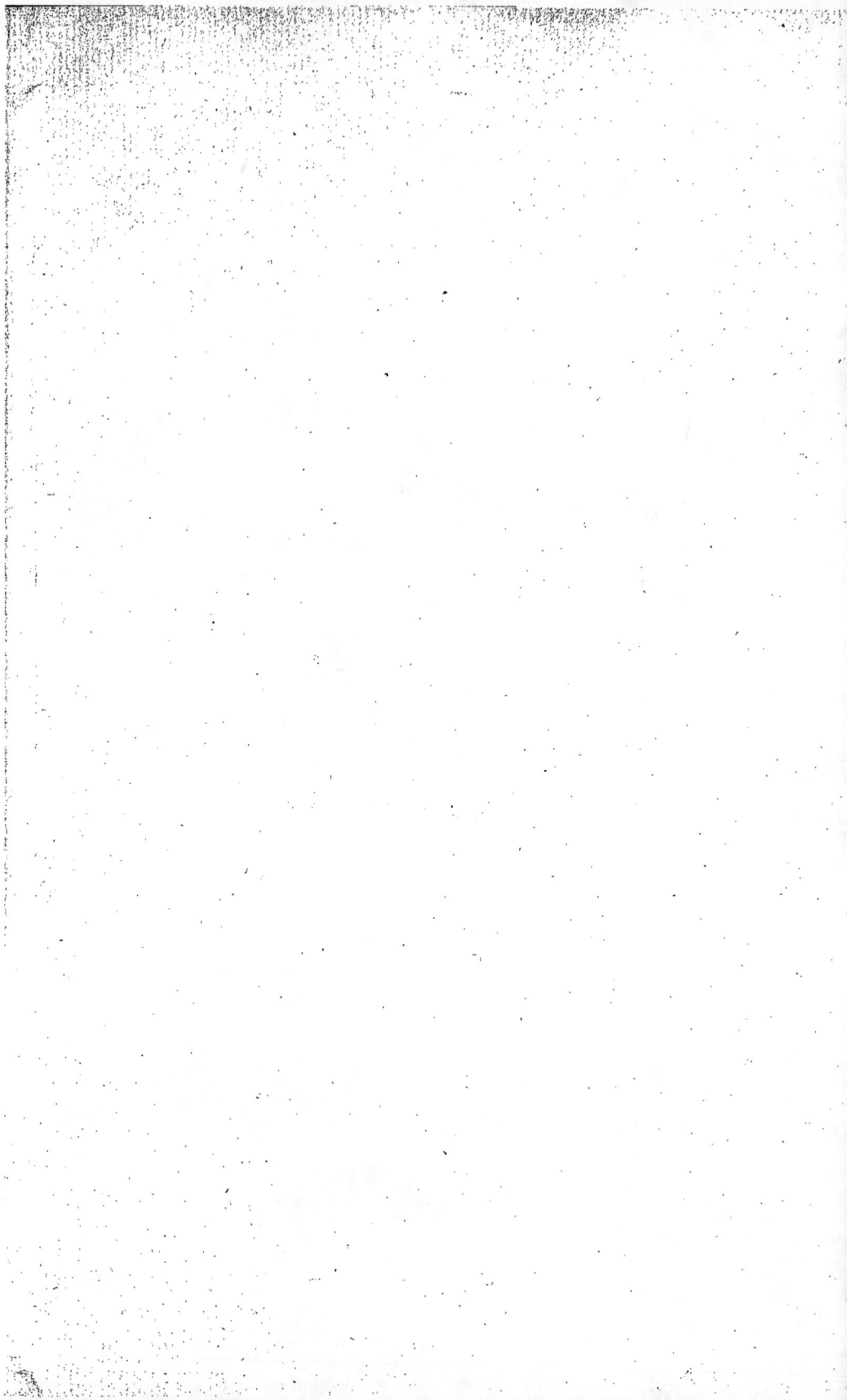

www.ingramcontent.com/pod-product-compliance
Lightning Source LLC
Chambersburg PA
CBHW050427210326
41520CB00019B/5820